CUADERNO DE ANATOMÍA IV.
NEUROANATOMÍA HUMANA

CUADERNO DE ANATOMÍA IV.
NEUROANATOMÍA HUMANA

Jaime Whyte Orozco, Ana Isabel Cisneros Gimeno,
Alberto García Barrios y Ricardo Ortega Soria

PRENSAS DE LA UNIVERSIDAD DE ZARAGOZA

© Jaime Whyte Orozco, Ana I. Cisneros Gimeno, Alberto García-Barrios y Ricardo Ortega Soria
© De la presente edición, Prensas de la Universidad de Zaragoza
(Vicerrectorado de Cultura y Patrimonio)
1.ª edición, 2025

Colección de Textos Docentes, n.º 335

Prensas de la Universidad de Zaragoza. Edificio de Ciencias Geológicas, c/ Pedro Cerbuna, 12, 50009 Zaragoza, España. Tel.: 976 761 330
puz@unizar.es   http://puz.unizar.es

une Esta editorial es miembro de la UNE, lo que garantiza la difusión y comercialización de sus publicaciones a nivel nacional e internacional.

ISBN: 979-13-7014-039-7
Impreso en España
Imprime: Servicio de Publicaciones. Universidad de Zaragoza
D.L.: Z 1628-2025

La renovación del modelo educativo a partir de la implantación del Espacio Europeo de Educación Superior (EESS) planteó la necesidad de buscar alternativas docentes y formas de trabajo del alumnado, para que este fuera más participativo, activo y crítico en su proceso de aprendizaje.

No obstante, y a pesar del cambio generacional de nuestro estudiantado, cada vez más digitalizado y con un mayor dominio de las TIC (Tecnologías de la Información y Comunicación), el uso de metodologías docentes más tradicionales en papel, a modo de trabajo tutelado y formando parte de la evaluación global de la asignatura, permite reducir las distracciones, mejorar la concentración y activar diferentes áreas cerebrales que mejoren la comprensión.

Este material, original de los autores, fue diseñado a lo largo del curso 2019-2020 como herramienta de refuerzo para nuestras reuniones docentes con el alumnado durante el periodo de aislamiento en pandemia (COVID-19), siendo incorporado a la docencia práctica en los cursos posteriores.

El presente cuaderno, guiado por los docentes, pretende ser una herramienta de trabajo para complementar el estudio de la asignatura de Anatomía Humana IV, cuyo objetivo es mostrar al alumnado la estructura y organización de los órganos de los sentidos, del sistema nervioso e integrar la relación anatómico-funcional de todos los elementos que conforman este sistema regulador con el resto del organismo.

Por último, el cuaderno quiere rendir homenaje a todos neuroanatomistas que nos precedieron en Aragón, y en particular a D. Santiago Ramón y Cajal y D. Rafael Lorente de Nó, y a nuestros maestros, Dr. René Sarrat y Dr. Arturo Vera.

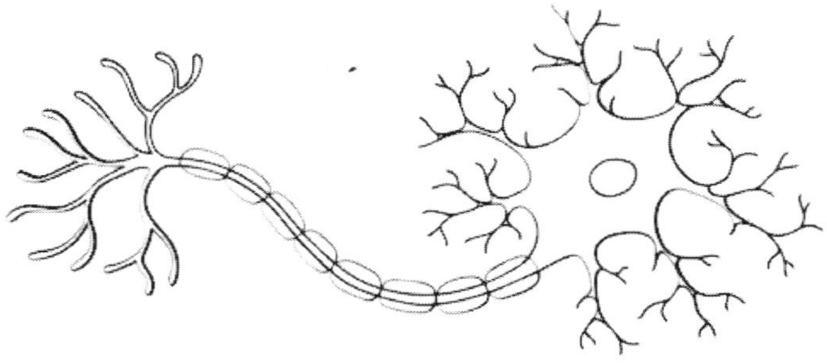

1. RECEPTORES

RECEPTORES

	Localización	Tipo de fibras	Estímulo al que responden
Terminaciones libres			
Discos táctiles de Merkel			
Terminaciones relacionadas con los folículos pilosos			
Corpúsculos táctiles de Meissner			
Corpúsculos laminados de Pacini			
Corpúsculo Krause			
Corpúsculo de Ruffini			
Órganos Neurotendinosos de Golgi			
Terminaciones libres en los músculos			
Husos neuromusculares de Kuhne			

2. SISTEMA VEGETATIVO

(Generalidades)

	SIMPÁTICO	PARASIMPÁTICO
Localización de los somas celulares preganglionares		
Localización de las fibras nerviosas preganglionares		
Localización de los somas celulares postganglionares		
Localización de las fibras nerviosas postganglionares		
Neurotransmisor de las neuronas preganglionares		
Neurotransmisor de las neuronas postganglionares		

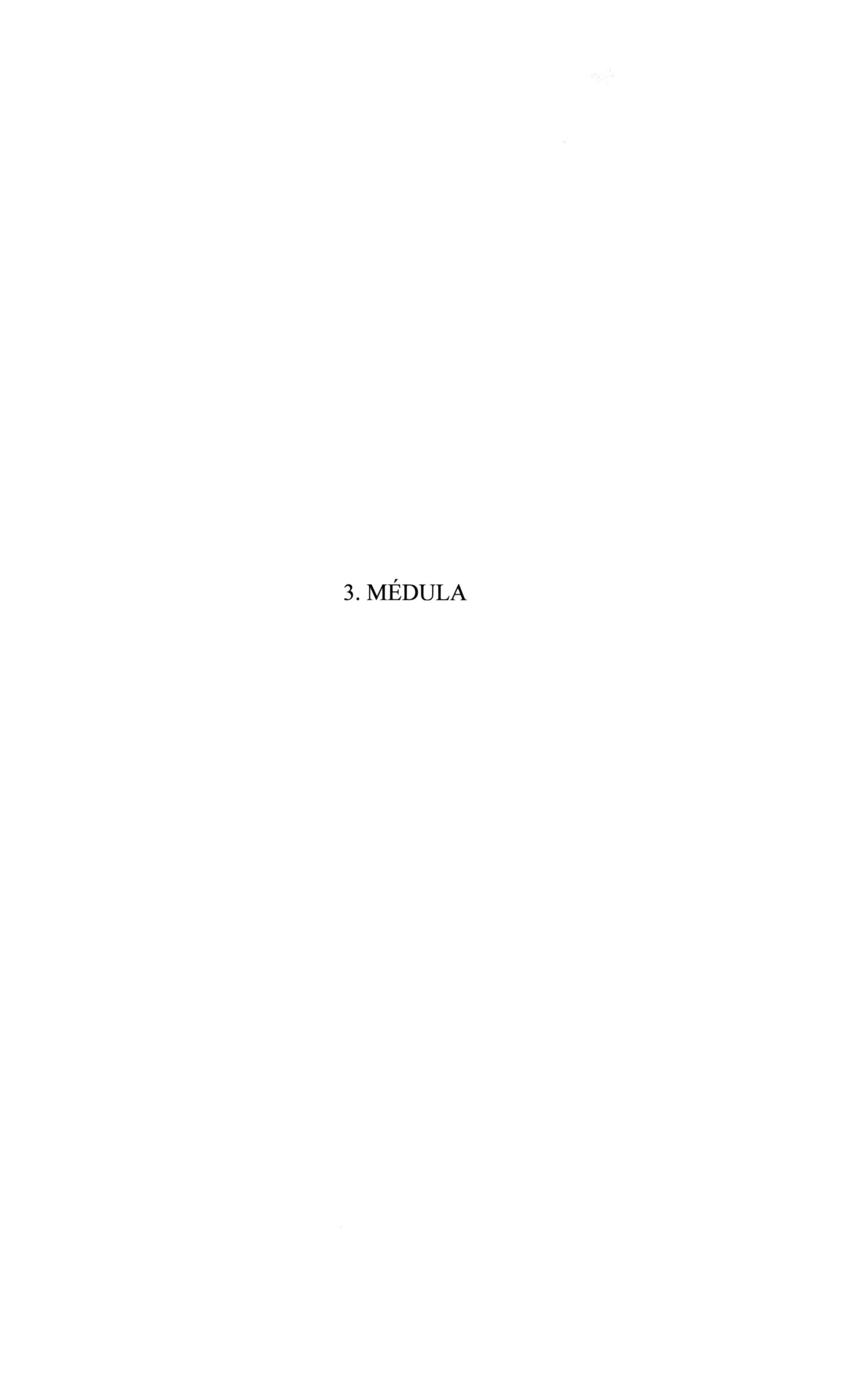

3. MÉDULA

MÉDULA ESPINAL: Sustancia gris

Núcleo	Localización en la sustancia gris	Lámina de Rexed	Extensión en la médula	Función
Marginal posterior				
Gelatinoso de Rolando				
Principal				
Reticular lateral				
Clarke				
Intermedio medial				
Intermedio lateral				
Ventromedial				
Dorsomedial				
Anterior				
Lateral				
Dorsolateral				
Retrodorsolateral				
Central				

MÉDULA ESPINAL: Sustancia blanca

Haz	Origen	Trayecto directo o cruzado	Situación Cordón	Destino final	Informa-ción que conduce
Espinotalámico anterior					
Espinotalámico lateral					
Espinocerebeloso dorsal					
Espinocerebeloso ventral					
Espino-olivar					
Espino-tectal					
Goll o gracilis					
Burdach o cuneiforme					
Corticoespinal lateral					
Corticoespinal anterior					
Rubroespinal					
Tectoespinal					
Vestibuloespinales: Lateral Medial					
Reticuloespinales: Lateral Medial					
Olivoespinal					

CORTE TRANSVERSAL MÉDULA ESPINAL

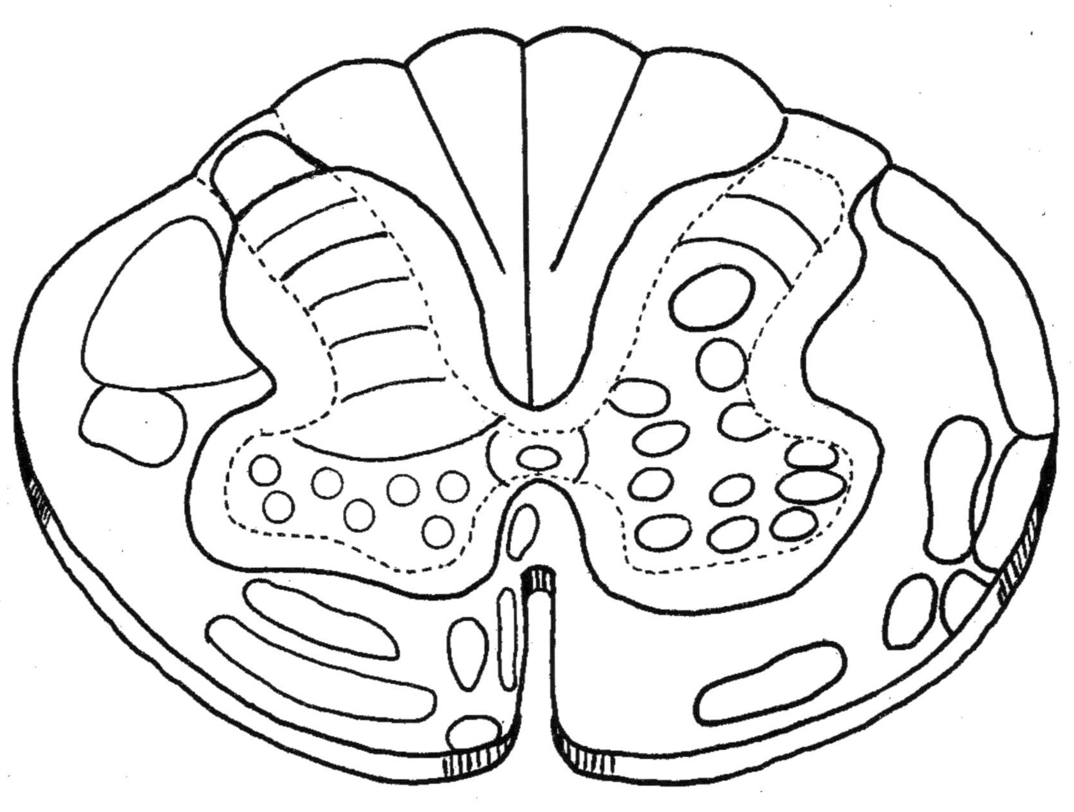

PRINCIPALES ELEMENTOS A RECONOCER Y SEÑALAR EN LAS LÁMINAS

Cara anterior o ventral

Surco medio anterior

Cara posterior o dorsal

Surco medio posterior

Surcos intermedios posteriores

Caras laterales

SUSTANCIA GRIS

ASTAS POSTERIORES O DORSALES

Zona de Lissauer

Núcleo Póstero-marginal

Núcleo gelatinoso de Rolando

Núcleo principal o propio de la cabeza del asta posterior

Núcleo reticular lateral o núcleo propio de la base

ASTAS ANTERIORES O VENTRALES

Núcleo ventromedial o anteromedial

Núcleo dorsomedial o posteromedial

Núcleo anterior

Núcleo ventrolateral o lateral

Núcleo dorsolateral o posterolateral

Núcleo retrodorsal o retroposterolateral

Núcleo central

Láminas de REXED VIII y IX

ASTAS LATERALES

Núcleo intermedio medial

Núcleo intermedio lateral

Láminas de REXED VII

Núcleo de Clarke o torácico posterior

Láminas de REXED I a VI

PRINCIPALES ELEMENTOS A RECONOCER Y SEÑALAR EN LAS LÁMINAS

SUSTANCIA BLANCA

Fascículo propio

Haces sensitivos

Espinotalámico anterior

Fascículo longitudinal medial

Espinotectal (anterolateral)

Espinoolivar (anterolateral)

Grácil o Goll o delgado

Cuneiforme o Burdach

Cuneocerebeloso

Espinocerebeloso dorsal

Espinocerebeloso ventral

Espinotalámico lateral

Haces motores

Corticoespinal lateral o cruzado

Corticoespinal anterior o ventral o directo

Rubroespinal

Tectoespinal

Vestibuloespinal lateral

Vestibuloespinal medial

Reticuloespinal lateral

Fascículo longitudinal medial

EPÉNDIMO

COMISURAS GRIS

Sustancia intermedia central o núcleos comisurales

Láminas de REXED X

ENVOLTURAS DE LA MÉDULA Y RAÍCES ESPINALES

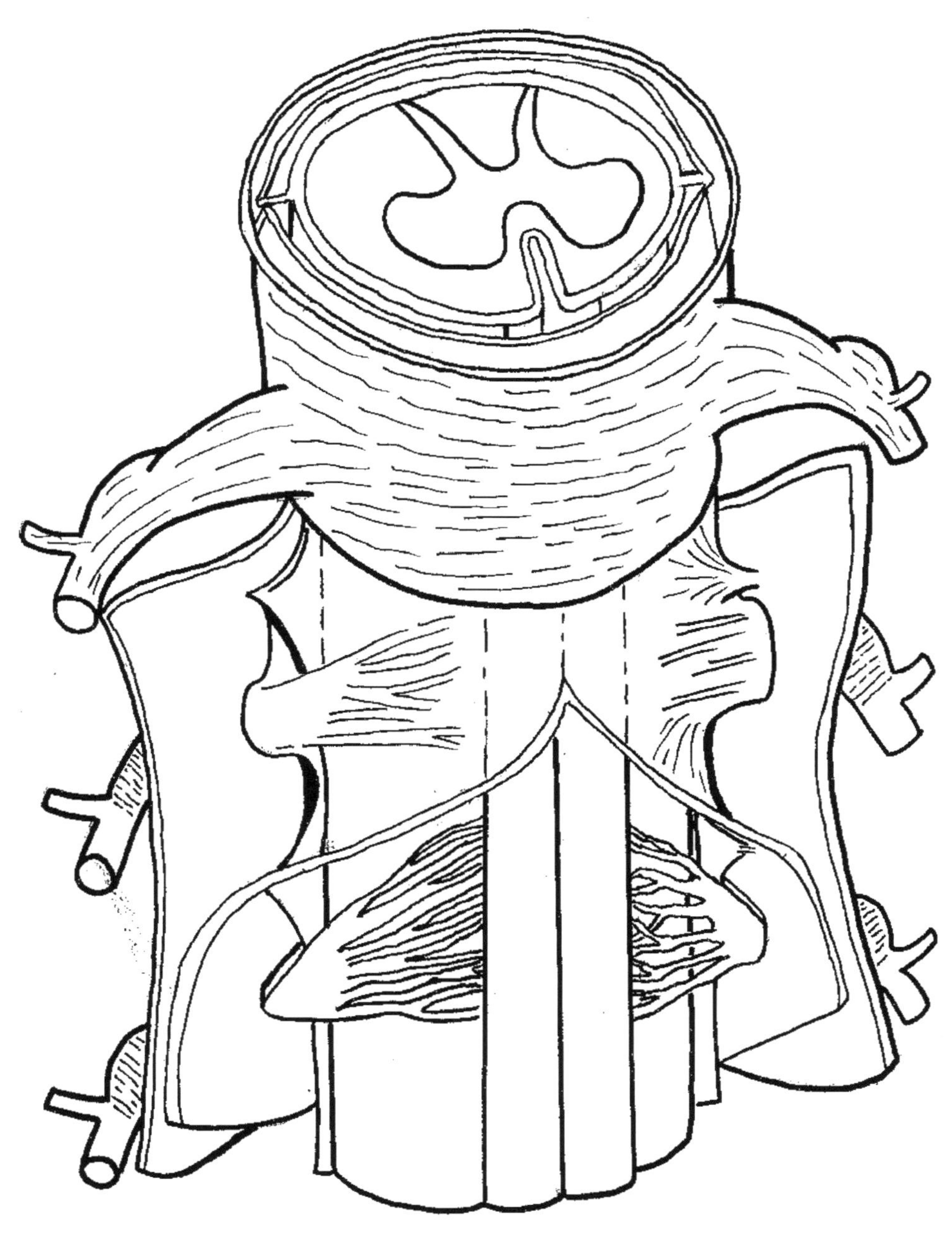

PRINCIPALES ELEMENTOS A RECONOCER Y SEÑALAR EN LAS LÁMINAS

Duramadre

Aracnoides

Piamadre

Raíces anterior y posterior

Ganglios raquídeos y nervios raquídeos

Vaina dural

Ligamentos dentados

Espacio subdural

Espacio subaracnoideo

4. TRONCOENCÉFALO

NÚCLEOS DEL TRONCOENCÉFALO (I)

Núcleo	Situación	Aferencias	Destino	Trayecto haz	Información
Goll o Gracilis					
Burdach o Cuneiforme					
Accesorio del Cuneiforme					
Espinal o descendente del trigémino					
Principal del trigémino					
Mesencefálico del trigémino					
Cocleares					
Vestibulares					
Solitario					
Óculomotor común					
Patético					

NÚCLEOS DEL TRONCOENCÉFALO (II)

Núcleo	Situación	Aferencias	Destino	Trayecto Haz	Información
Óculomotor externo					
Hipogloso					
Espinal					
Masticador					
Facial					
Ambiguo					
Edinger-Westphal o pupilar					
Salivar superior (lácrimo-muco-nasal)					
Salivar inferior					
Dorsal del vago					

TRONCOENCÉFALO: REPRESENTACIÓN DE LOS NÚCLEOS SOMÁTICOS Y PARASIMPÁTICOS

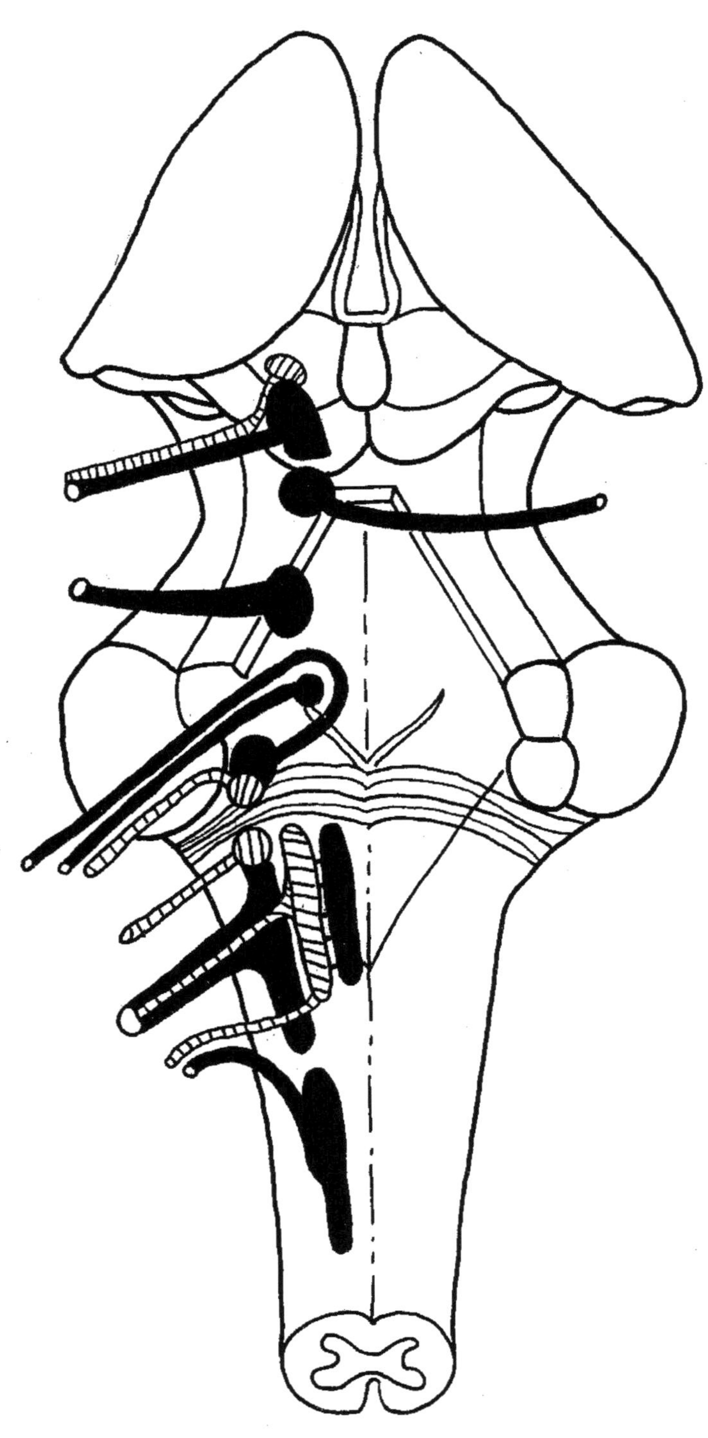

TRONCOENCÉFALO: REPRESENTACIÓN DE LOS NÚCLEOS SENSITIVOS

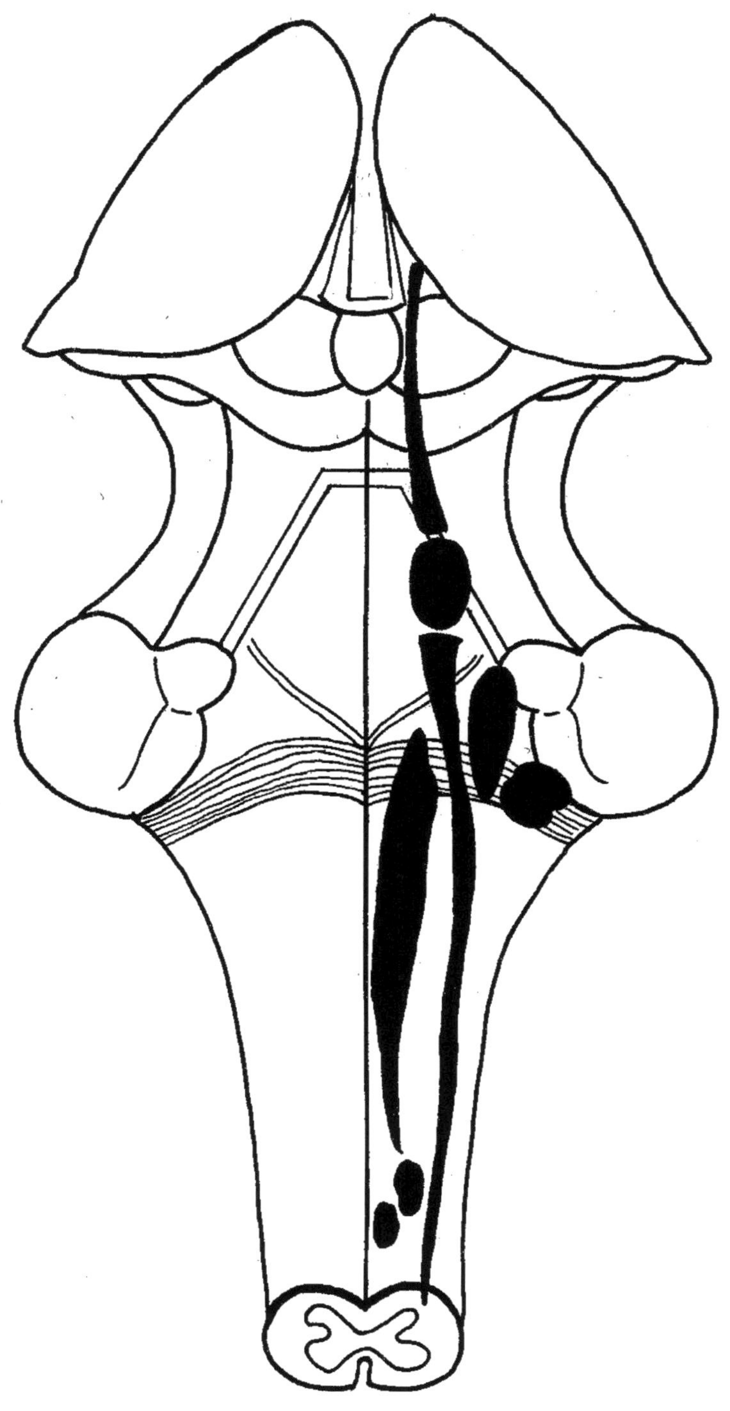

PRINCIPALES ELEMENTOS A RECONOCER
Y SEÑALAR EN LAS LÁMINAS

Núcleos motores del troncoencéfalo

Oculomotor común

Patético

Oculomotor externo

Hipogloso

Espinal (raíz medular y raíz craneal)

Masticador

Facial

Ambiguo

Núcleos vegetativos del troncoencéfalo

Edinger-Westphal o pupilar

Salivar superior

Salivar inferior

Dorsal del vago

Núcleos sensitivos del troncoencéfalo

Núcleos del trigémino (espinal, principal y mesencefálico)

Núcleos cocleares

Núcleos vestibulares

Núcleo solitario

Pares craneales (III, IV, V, VI, VII, VIII, IX, X, XI y XII)

PARASIMPÁTICO

	Localización soma preganglionar	Recorrido de las fibras preganglionares	Localización soma postganglionar	Órgano diana y acción sobre él
Edinger-Westphal				
Lácrimo-muco-nasal				
Salivar superior				
Salivar inferior				
Dorsal del vago				
Parasimpático sacro				

COMPOSICIÓN DE LAS FIBRAS DE LOS PARES CRANEALES (1)

	SENSITIVAS	MOTORAS	VEGETATIVAS
I PAR			
II PAR			
III PAR			
IV PAR			
V PAR			
VI PAR			
VII PAR			
VIII PAR			
IX PAR			
X PAR			
XI PAR			
XII PAR			

Marca con una **X** el tipo de fibras que van por los distintos pares craneales

COMPOSICIÓN DE FIBRAS DE LOS PARES CRANEALES DEL TRONCOENCÉFALO (2)

	Motoras somáticas generales	Motoras viscerales generales	Sensitivas generales	Sensitivas especiales	Sensitivas viscerales
III PAR					
IV PAR					
V PAR					
VI PAR					
VII PAR					
VIII PAR					
IX PAR					
X PAR					
XI PAR					
XII PAR					

Marca con una **X** el tipo de fibras que van por los distintos pares craneales

ORIGEN Y FUNCIÓN DE LOS PARES CRANEALES

PAR	NOMBRE	ORIGEN REAL	ORIGEN APARENTE	FUNCIÓN
I				
II				
III				
IV				
V				
VI				
VII				
VIII				
IX				
X				
XI				
XII				

5. CEREBELO

Vestibulocerebelo

Corteza vermis	Corteza hemisferios	Núcleos	Aferencias	Eferencias

Espinocerebelo

Corteza vermis	Corteza hemisferios	Núcleos	Aferencias	Eferencias

Pontocerebelo

Corteza vermis	Corteza hemisferios	Núcleos	Aferencias	Eferencias

AFERENCIAS AL CEREBELO

Haz	Origen	Destino	Trayecto Directo o cruzado	Pedúnculo
Vestibulocerebeloso				
Espinocerebeloso dorsal				
Espinocerebeloso ventral				
Olivocerebeloso				
Cuneocerebeloso				
Trigeminocerebelo-so				
Reticulocerebeloso				
Pontocerebeloso				

EFERENCIAS DEL CEREBELO

Haz	Origen	Destino	Trayecto Directo o cruzado	Pedúnculo
Cerebelovestibular				
Cerebelorreticular				
Cerebelorrúbrico				
Cerebelotalámico				
Cerebelopóntico				

	Pedúnculo cerebeloso superior	Pedúnculo cerebeloso medio	Pedúnculo cerebeloso inferior
Vestibulocerebeloso			
Espinocerebeloso dorsal			
Espinocerebeloso ventral			
Olivocerebeloso			
Cuneocerebeloso			
Trigeminocerebeloso			
Reticulocerebeloso			
Pontocerebeloso			
Cerebelovestibular			
Cerebelorreticular			
Cerebelorrúbrico			
Cerebelotalámico			
Cerebelopóntico			

Marca con una **X** el pedúnculo por donde entran o salen las distintas fibras al cerebelo

DIAGRAMA SIMPLE DEL CEREBELO

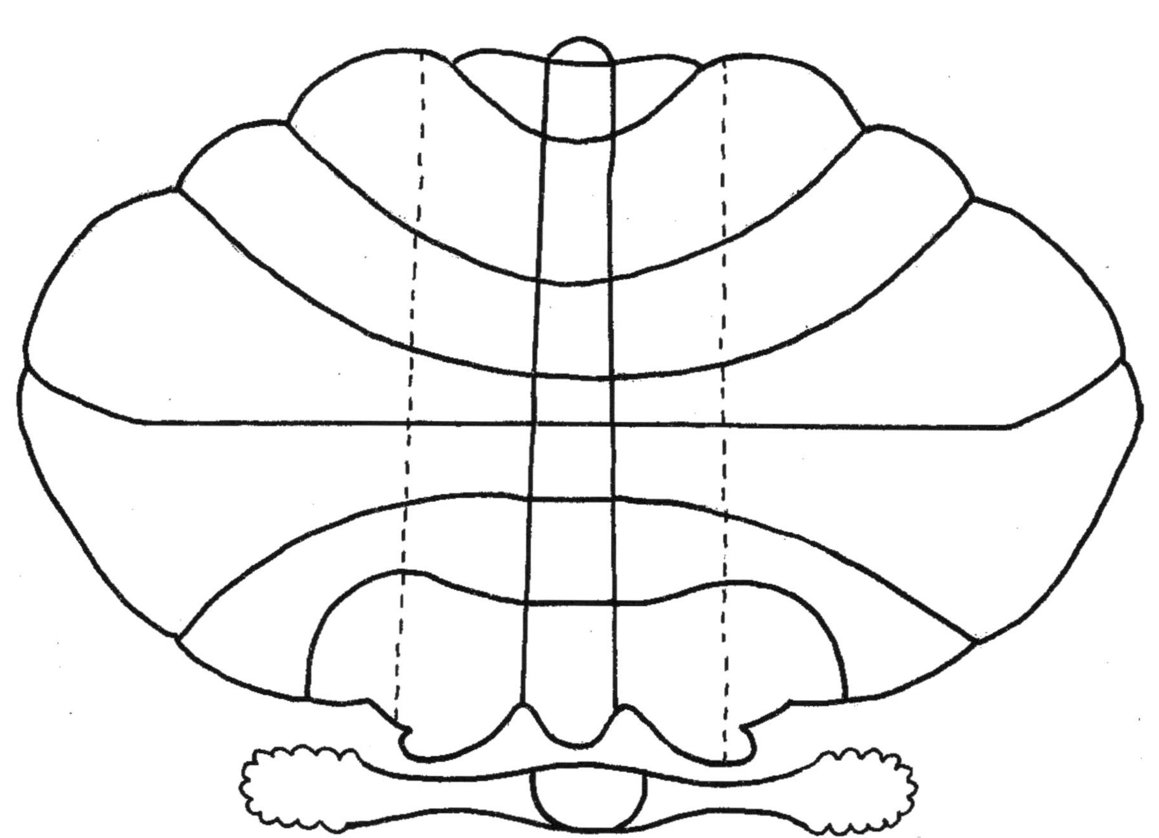

PRINCIPALES ELEMENTOS A RECONOCER
Y SEÑALAR EN LAS LÁMINAS

Língula

Lóbulo central

Culmen

Declive

Folium

Tuber

Pirámide

Úvula

Nódulo

Cisura precentral

Cisura postcentral

Cisura prima

Cisura postlunata o posterosuperior

Cisura horizontal

Cisura prepiramidal

Cisura piramidal o retroamigdalar

Surco posterolateral

Ala del lóbulo central

Cuadrado anterior

Simple

Semilunar superior o Crus I

Semilunar inferior o Crus II

Digástrico

Amígdala o tonsila

Flóculo

Vermis

Paravermis

Hemisferios laterales o banda lateral

Lóbulo floculonodular

CEREBELO: CORTEZA, SUSTANCIA BLANCA Y NÚCLEOS PROFUNDOS

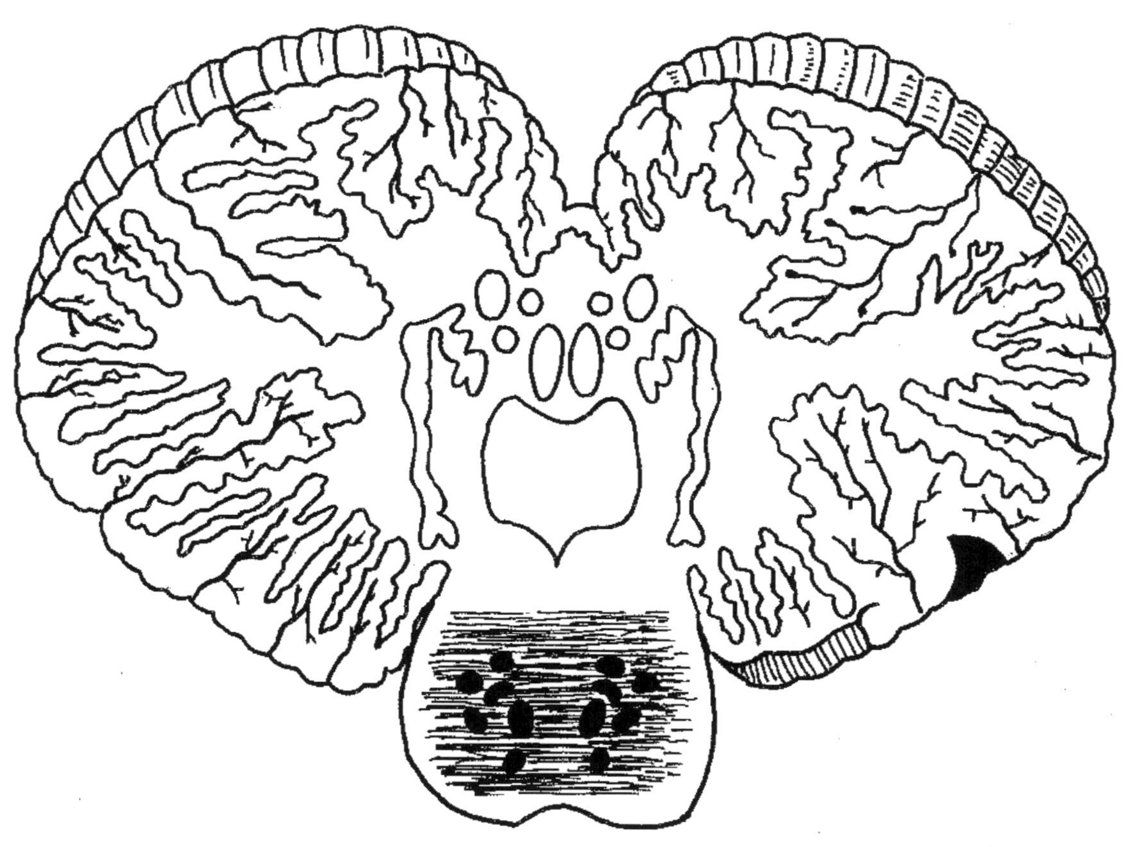

PRINCIPALES ELEMENTOS A RECONOCER Y SEÑALAR EN LAS LÁMINAS

Corteza (superficial)

Corpus o centro medular

Núcleos profundos

<u>Núcleos profundos</u>

Fastigio o del techo

Globosos

Emboliforme

Dentado u oliva cerebelosa

III Ventrículo

Protuberancia

Núcleos del puente

6. DIENCÉFALO

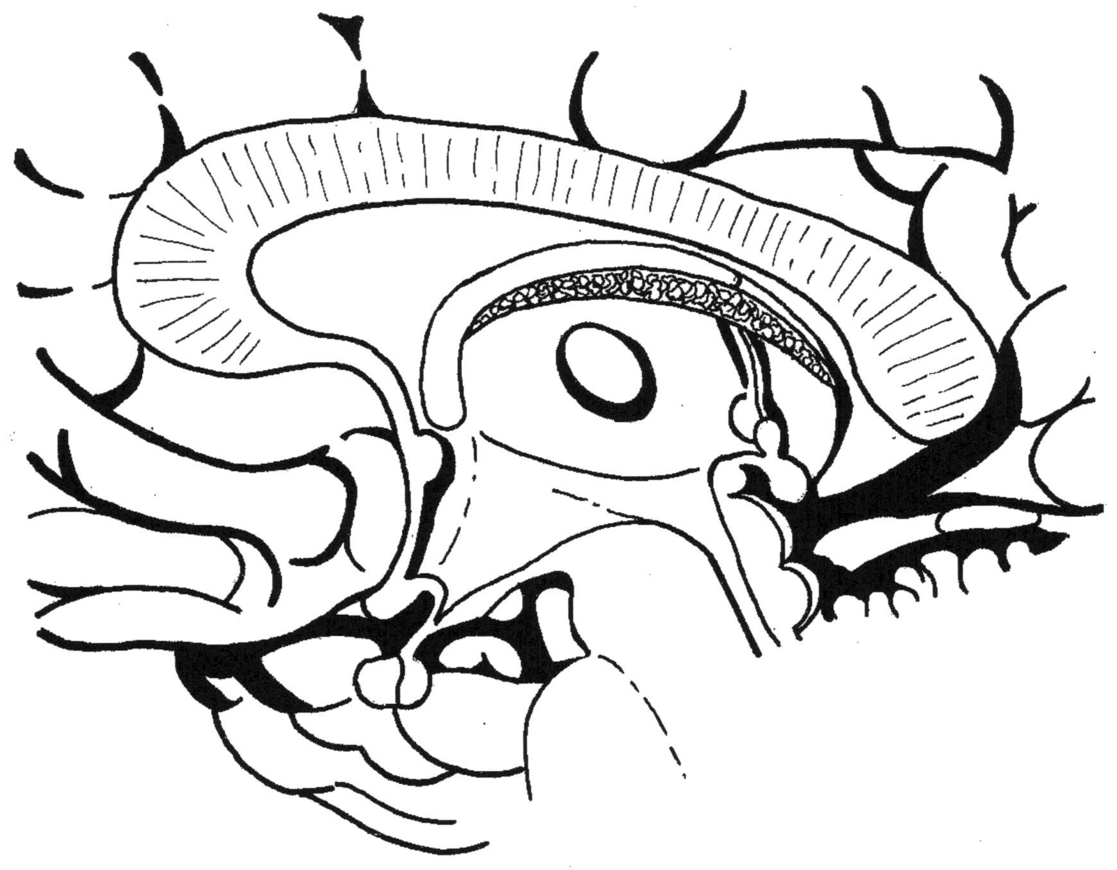

M. MOROS-2025

PRINCIPALES ELEMENTOS A RECONOCER Y SEÑALAR EN LAS LÁMINAS

DIENCÉFALO Y TERCER VENTRÍCULO

Hipotálamo

Surco hipotalámico o de Monroe

Infundíbulo de la hipófisis

Adenohipófisis

Neurohipófisis

Quiasma óptico

Pilar anterior del fórnix

Comisura blanca anterior

Lámina terminal

Tálamo

Comisura intertalámica

Agujero de Monroe

Receso infundibular

Receso óptico

Receso pineal

Receso suprapineal

Glándula pineal

Habénula

Comisura habenular

Lámina ependimaria

Plexo coroideo

Comisura blanca posterior

Fórnix

TÁLAMO

Núcleo	Tipo según función	Aferencias	Regiones corticales a las que se proyecta	Función
Anterior				
Dorso-medial				
Lateral dorsal				
Lateral posterior				
Pulvinar				
Ventral anterior				
Ventral lateral				
Ventral posterior lateral				
Ventral posterior medial				
Ventral posterior inferior				
Geniculado lateral				
Geniculado medial				
Reticular				
De la línea media				
Intralaminares				

ORDENACIÓN GRUPOS NUCLEARES TALÁMICOS

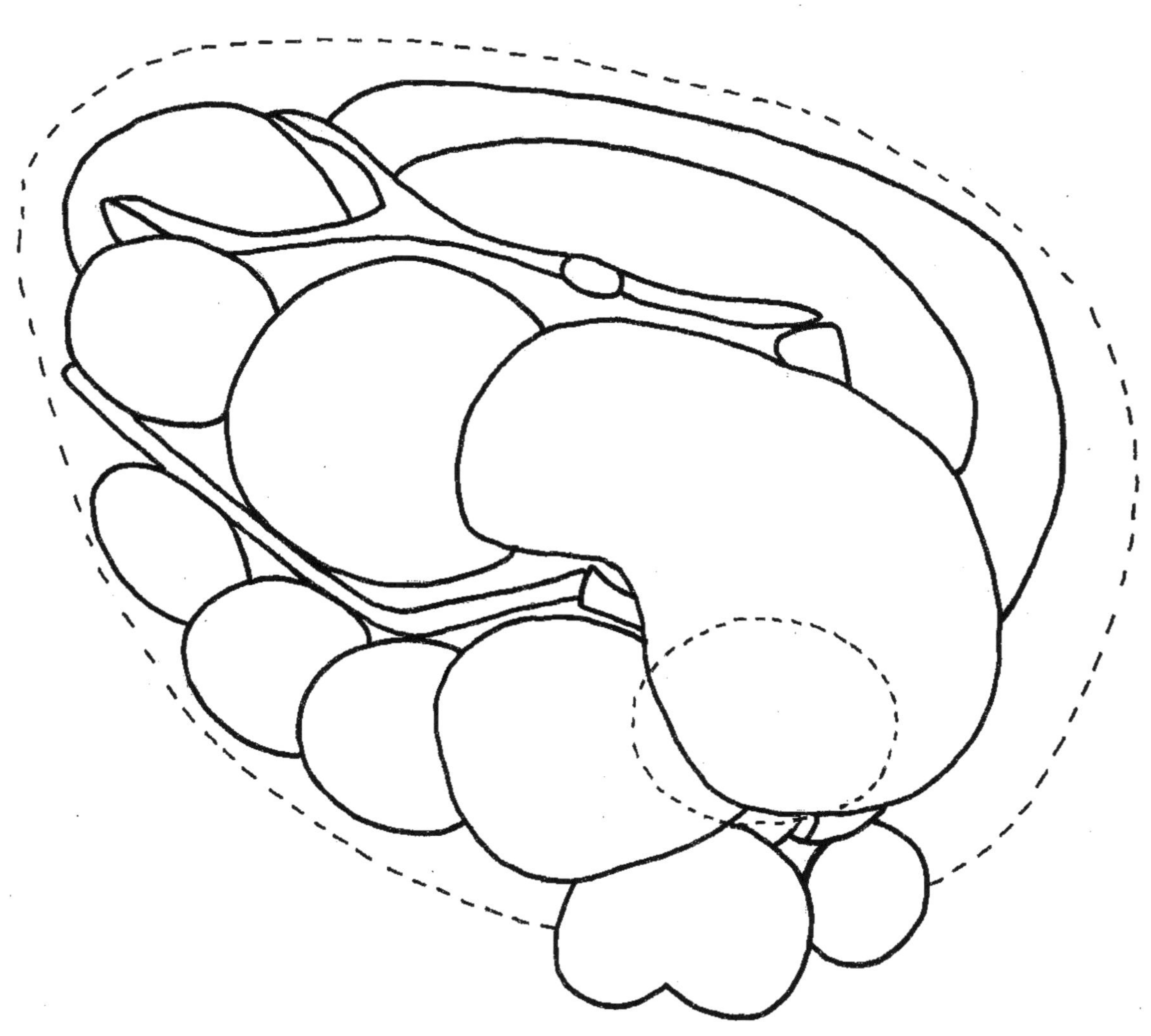

PRINCIPALES ELEMENTOS A RECONOCER
Y SEÑALAR EN LAS LÁMINAS

Lámina medular media o interna

Lámina medular externa o lateral

Línea media o paraventricular

<u>NÚCLEOS</u>

Anterior

Dorso-medial o medial-dorsal o centromedial

Lateral dorsal

Lateral posterior

Pulvinar

Ventral anterior

Ventral lateral

Ventral inferior

Ventral posterior lateral

Ventral posterior medial

Geniculados lateral

Geniculados medial

Centromediano

HIPOTÁLAMO

Núcleo	Región o área	Función
Preóptico		
Supraóptico		
Paraventricular		
Supraquiasmático		
Anterior		
Ventromedial		
Dorsomedial		
Dorsal		
Arcuato o infundibulares		
Núcleos mamilares		
Núcleo posterior		
Núcleos tuberales		

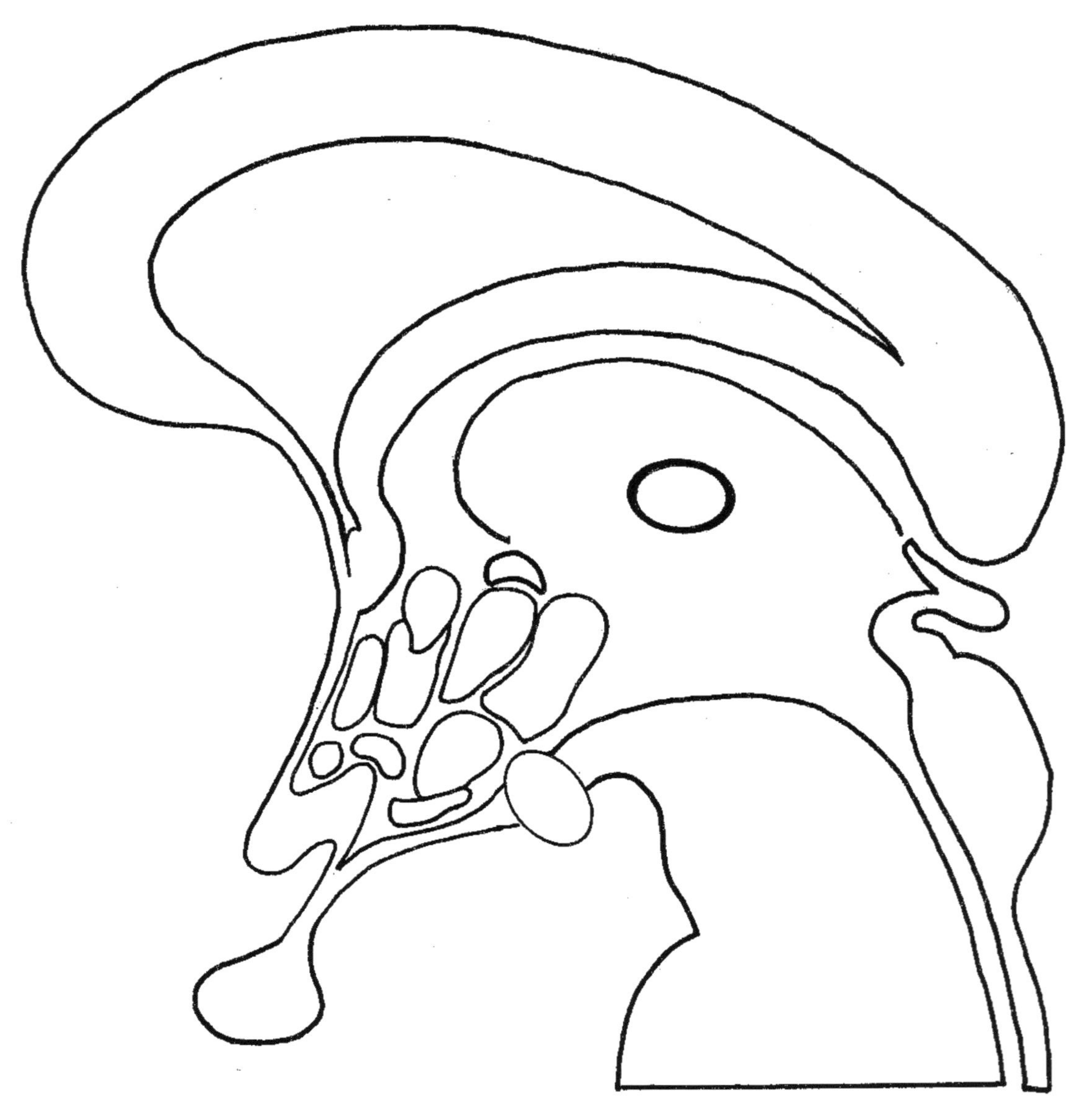

PRINCIPALES ELEMENTOS A RECONOCER Y SEÑALAR EN LAS LÁMINAS

Área preóptica

Núcleo preóptico

Área medial supraóptica

Núcleo supraóptico

Núcleo supraquiasmático

Núcleo anterior

Núcleo paraventricular

Área medial tuberal

Núcleo arcuato o infundibulares

Núcleo ventromedial

Núcleo dorsomedial

Núcleo dorsal

Área medial mamilar

Núcleo posterior

Núcleos mamilares

Área lateral

Núcleos tuberales

7. TELENCÉFALO

CÓRTEX CEREBRAL

Área de Brodmann	Localización	Estructura	Función
1			
2			
3			
4			
5			
6			
7			
8			
9			
10			
11			
12			
17			
18			
19			

CÓRTEX CEREBRAL

Área de Brodmann	Localización	Estructura	Función
22			
27			
28			
34			
39			
40			
41			
42			
43			
44			
45			
46			
Sistema límbico			

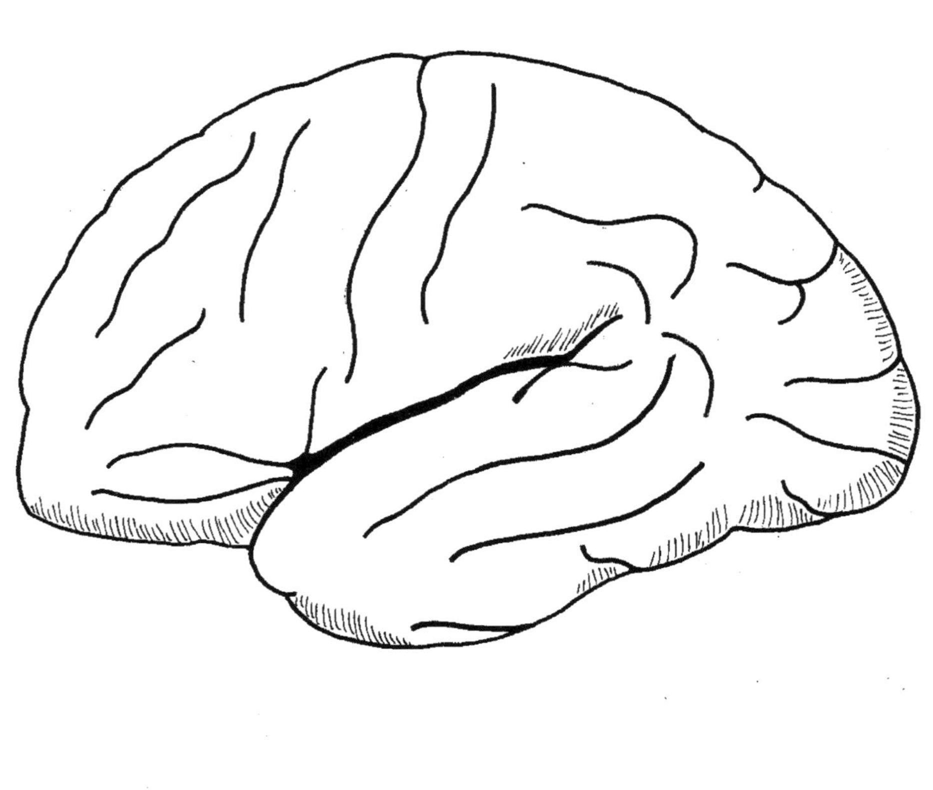

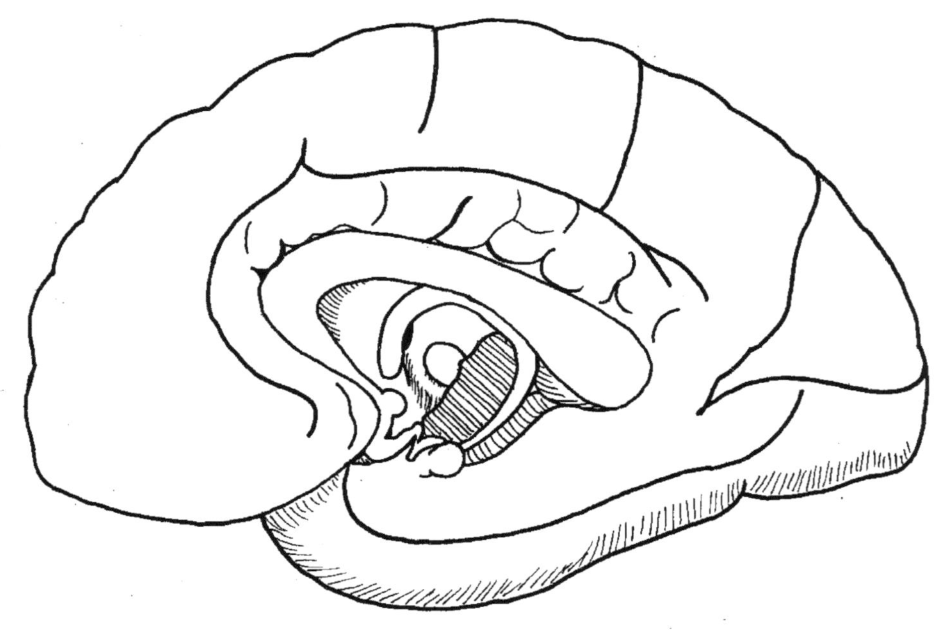

M. MOROS-2025

PRINCIPALES ELEMENTOS A RECONOCER Y SEÑALAR EN LAS LÁMINAS

CARA EXTERNA

Cisura o surco lateral o de Silvio

Cisura central o de Rolando

Cisura perpendicular externa o parieto-occipital

Lóbulos: frontal, parietal, temporal y occipital

LÓBULO FRONTAL
Surcos
Precentral o prerrolándico

Frontal superior

Frontal inferior

Horizontal o anterior

Ascendente

Circunvoluciones
Frontal ascendente o precentral

Frontal superior

Frontal media

Orbitaria

Triangular

Opercular

LÓBULO PARIETAL
Surcos
Postcentral o postrolándico

Parietal externa o intraparietal

Circunvoluciones
Parietal ascendente o postcentral

Parietal superior

Parietal inferior

Supramarginal

LÓBULO TEMPORAL
Surcos
Temporal superior

Temporal inferior

Circunvoluciones
Temporal superior

Temporal media

Temporal inferior Angular

LÓBULO OCCIPITAL
Surco
Occipitales externos o laterales

Circunvoluciones
Occipitales

PRINCIPALES ELEMENTOS A RECONOCER Y SEÑALAR EN LAS LÁMINAS

CARA INTERNA

LÓBULO LÍMBICO

LÓBULO FRONTAL

Surcos
Calloso marginal o paracallosa

Circunvoluciones

Frontal interna

Cingular o cuerpo calloso

LÓBULO PARIETAL

Surcos
Calloso marginal o paracallosa
Marginal

Parietal interno

Circunvoluciones
Cuerpo calloso o cingular

Lóbulo paracentral

Precuña

LÓBULO TEMPORAL

Surcos
Occípito-temporal lateral

Occípito-temporal medial o colateral

Circunvoluciones
Occípito-temporal lateral

Occípito-temporal medial que se continúa con

Hipocampo

Parahipocampo

Uncus

LÓBULO OCCIPITAL

Surco
Perpendicular interna

Calcarina

Circunvoluciones
Cuña

Lingual

CARA BASAL DEL TELENCÉFALO

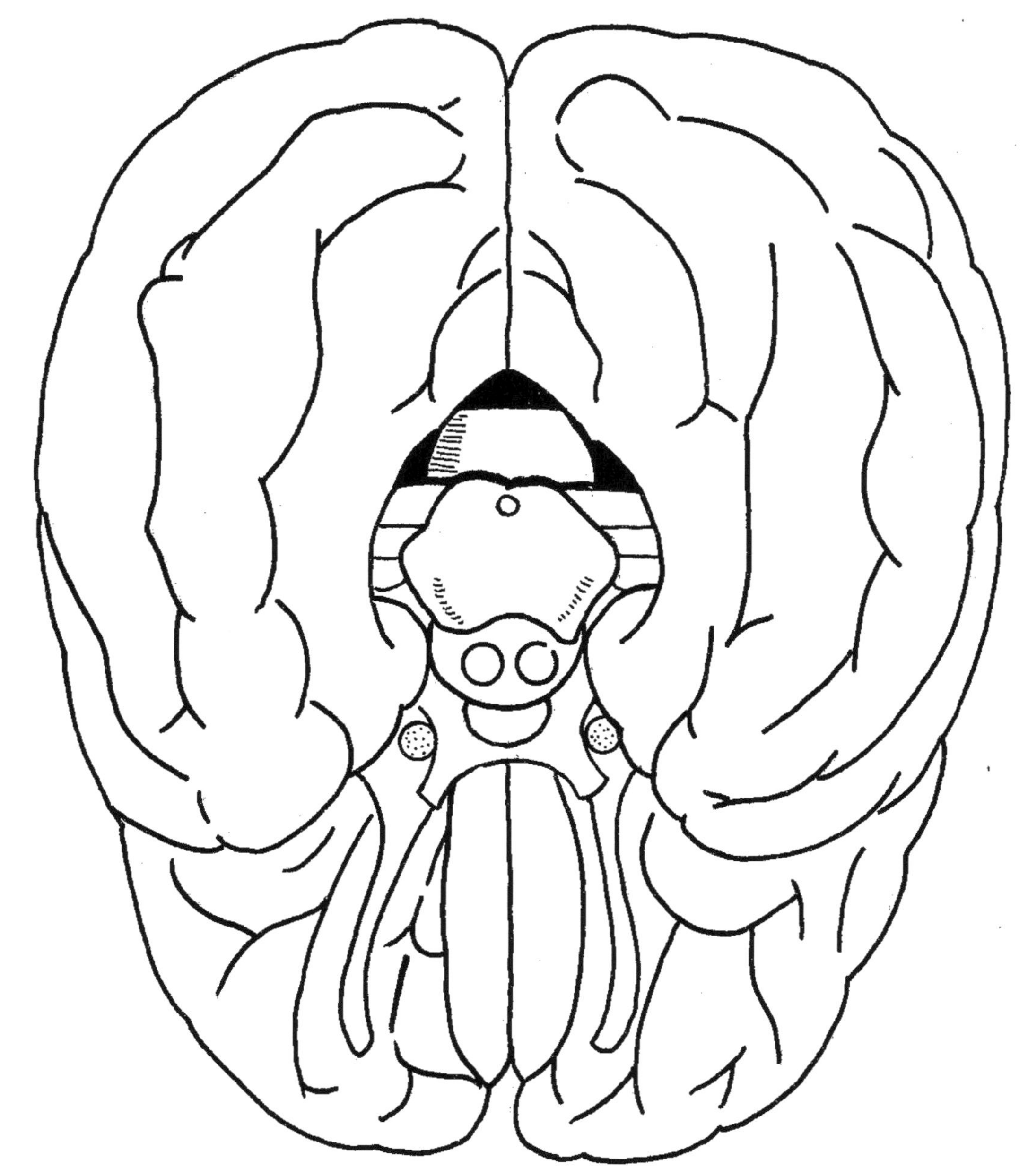

PRINCIPALES ELEMENTOS A RECONOCER Y SEÑALAR EN LAS LÁMINAS

CARA BASAL

LÓBULO FRONTAL

Surcos

Olfativo

Orbitarios H

Circunvoluciones

Recta

Orbitaria interna o medial

Orbitaria anterior

Orbitaria posterior

Orbitaria externa o lateral

LÓBULOS TEMPORAL Y OCCIPITAL

Surcos

Occípito-temporal lateral

Occípito-temporal medial o colateral

Circunvoluciones

Temporal inferior (1)

Occípito-temporal lateral (2)

Occípito-temporal medial (3)

Hipocampo o parahipocampo (4)

Uncus (5) con la cisura entorrinal

SUSTANCIA BLANCA CORTICAL (I)

Haz	Tipo de fibras	Estructuras que conectan
Cíngulo		
Comisura blanca anterior		
Comisura blanca posterior		
Córtico-espinales		
Córtico-estriadas		
Córtico-hipotalámicas		
Córtico-nígricas		
Córtico-nucleares o geniculadas		
Córtico-pónticas		
Córtico-rubricas		
Córtico-talámicas		
Cuerpo calloso		

SUSTANCIA BLANCA CORTICAL (II)

Haz	Tipo de fibras	Estructuras que conectan
Fascículo arqueado		
Fascículo fronto-occipital		
Fascículo longitudinal inferior		
Fascículo longitudinal superior		
Fascículo Occipital vertical		
Fascículo orbitofrontal		
Fascículo Subcalloso		
Fascículo Uncinado		
Fibras en U o arciformes de Arnold		
Supraóptica dorsal		
Tálamo-corticales ascendente o superior		
Tálamo-corticales anterior o rostral		
Tálamo-corticales descendente o inferior		
Tálamo-corticales posterior o caudal		
Trígono o fórnix		

FASCÍCULOS DE SUSTANCIA BLANCA DEL TELENCÉFALO I

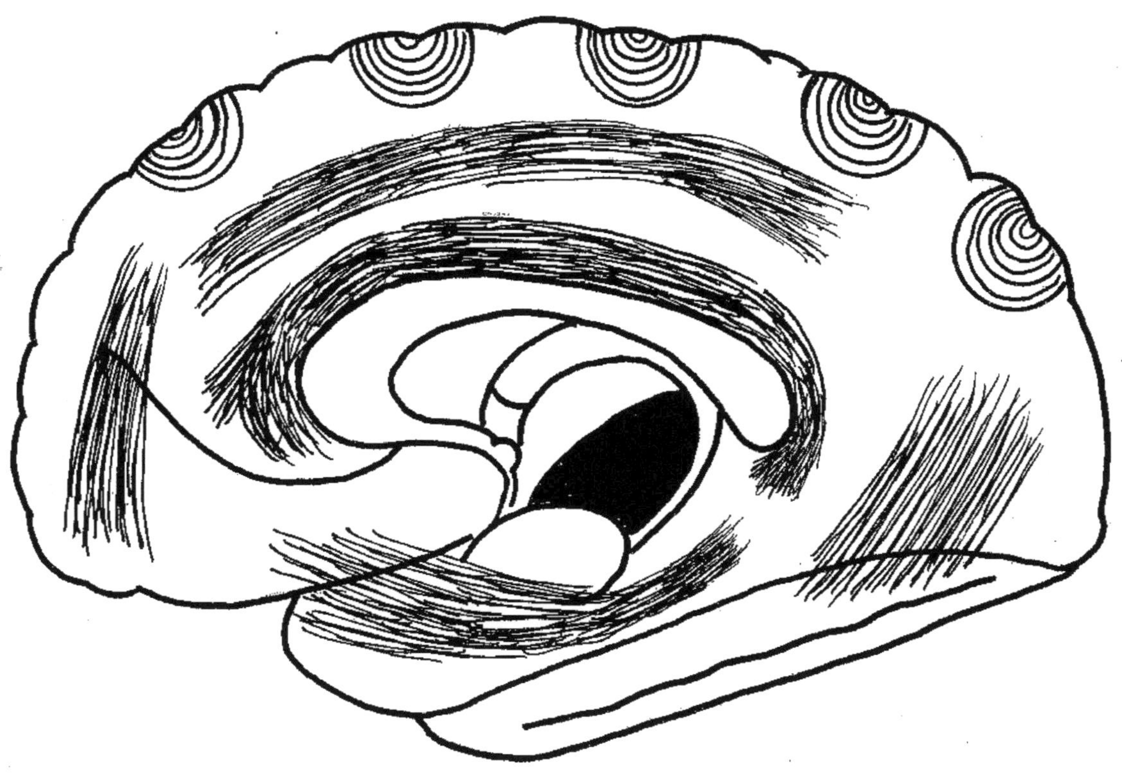

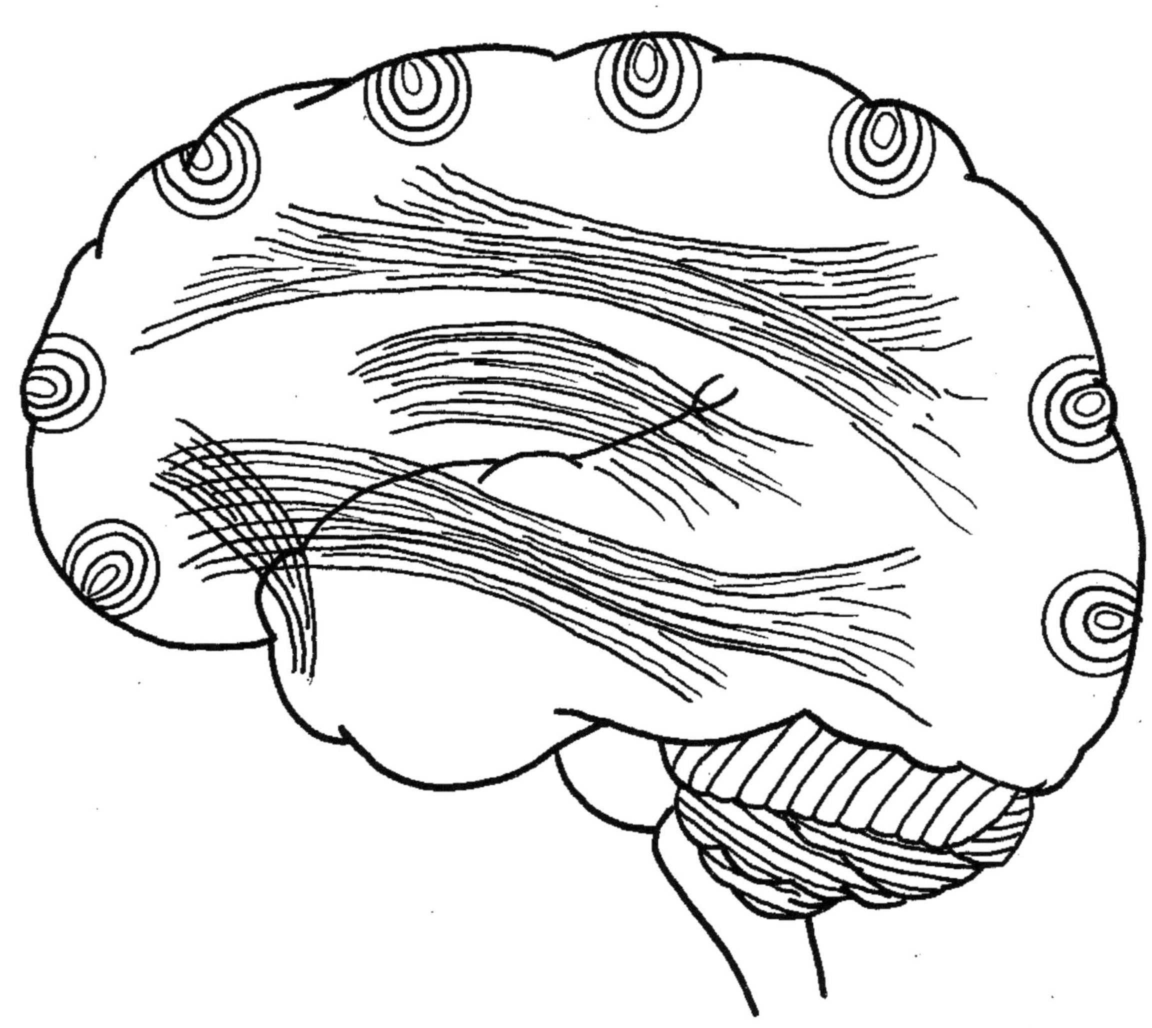

PRINCIPALES ELEMENTOS A RECONOCER Y SEÑALAR EN LAS LÁMINAS:

SUSTANCIA BLANCA

Fibras en U o arciformes de Arnold

Fascículo uncinado

Cíngulo

Fascículo longitudinal superior

Fascículo longitudinal inferior

Fascículo arqueado

Fascículo fronto-occipital

Fascículo orbitofrontal

Fascículo subcalloso

Fascículo occipital vertical

SUSTANCIA BLANCA. Cápsula interna

	Límites	Fibras ascendentes	Fibras descendentes
Brazo anterior			
Brazo posterior			
Rodilla			
Brazo sublenticular			
Brazo retrolenticular			

NÚCLEOS DE LA BASE

	Clasificación según la información	Aferencias	Eferencias
Caudado			
Putamen			
Globus pálido Interno Externo			
Antemuro			

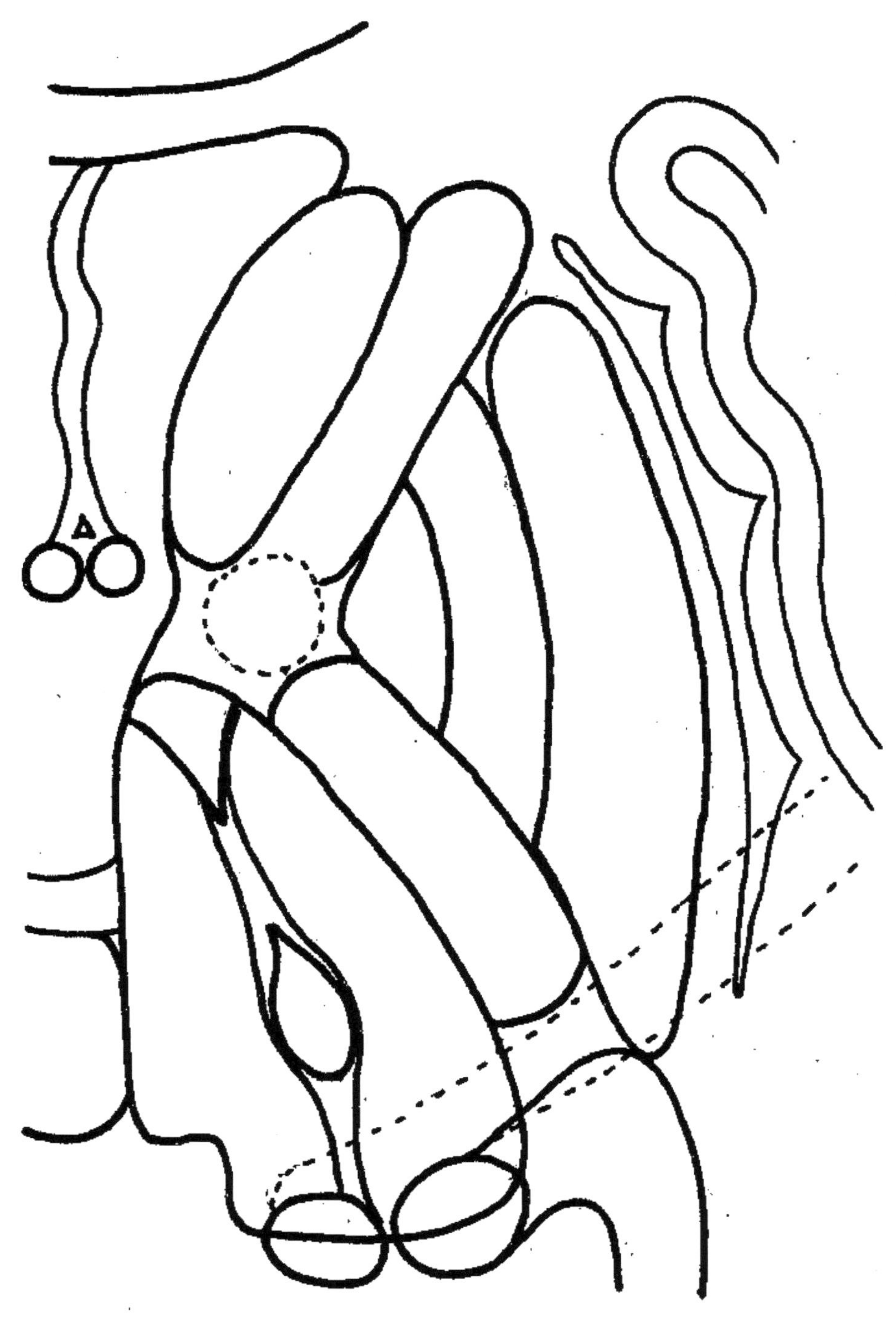

M. MOROS· 2025

PRINCIPALES ELEMENTOS A RECONOCER
Y SEÑALAR EN LAS LÁMINAS

CÁPSULA INTERNA

Brazo anterior

Brazo posterior

Rodilla

Brazo horizontal

Sublenticular

Retrolenticular

Núcleo putamen

Núcleo pálido medial y lateral

Núcleo caudado

Tálamo Ventrículo lateral

Tercer ventrículo

Agujero de Monroe

Cuerpo calloso

Fórnix

Septum lucidum

Antemuro o claustro

Corteza insular

CÁPSULA EXTERNA

CÁPSULA EXTREMA

SISTEMA VENTRICULAR

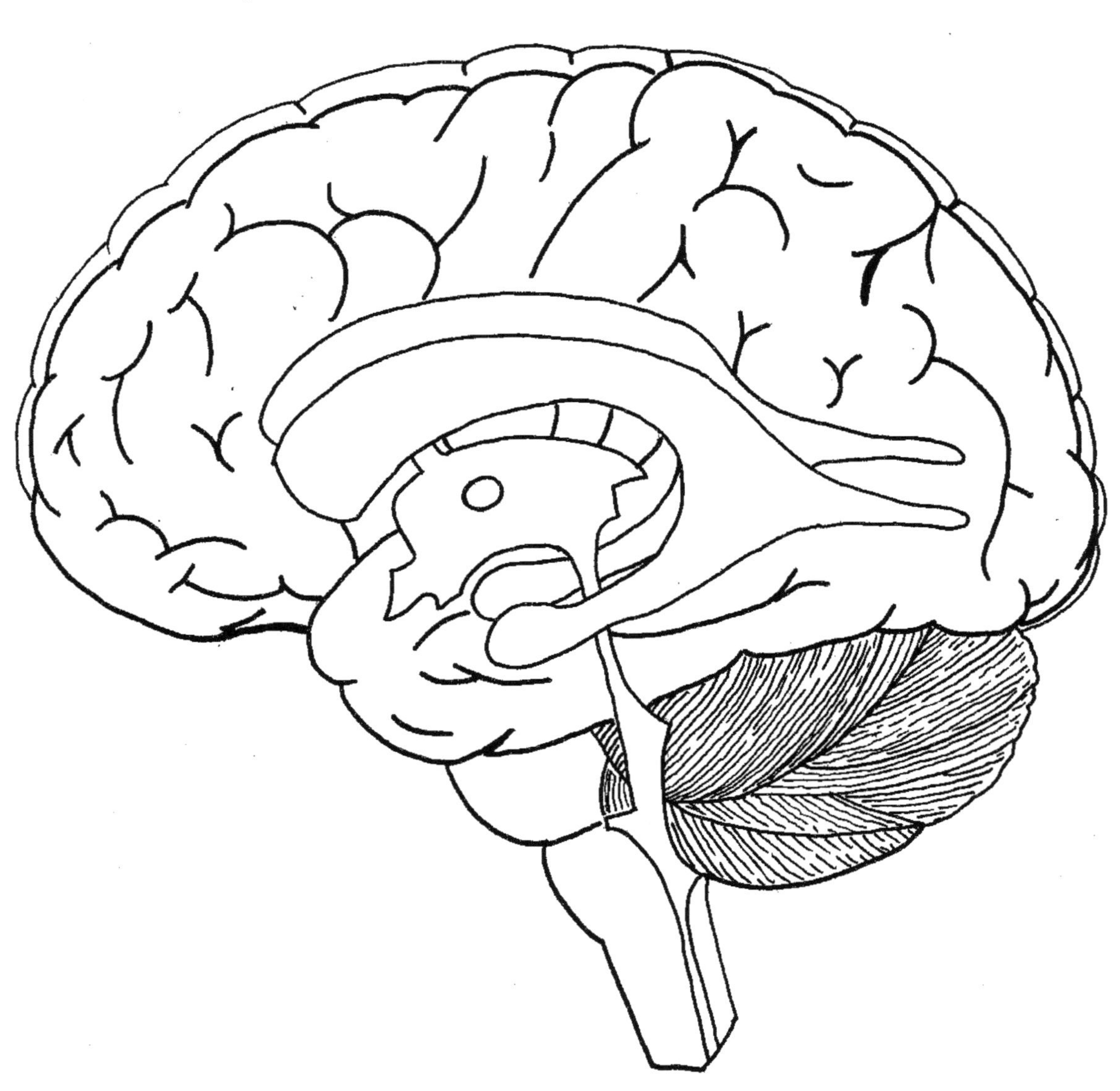

PRINCIPALES ELEMENTOS A RECONOCER Y SEÑALAR EN LAS LÁMINAS

CAVIDADES VENTRICULARES

Ventrículos laterales

Cuerpo

Cuernos o astas (anterior, posterior e inferior)

III ventrículo

Acueducto de Silvio

IV ventrículo

Epéndimo

CORTE HORIZONTAL DEL CEREBRO

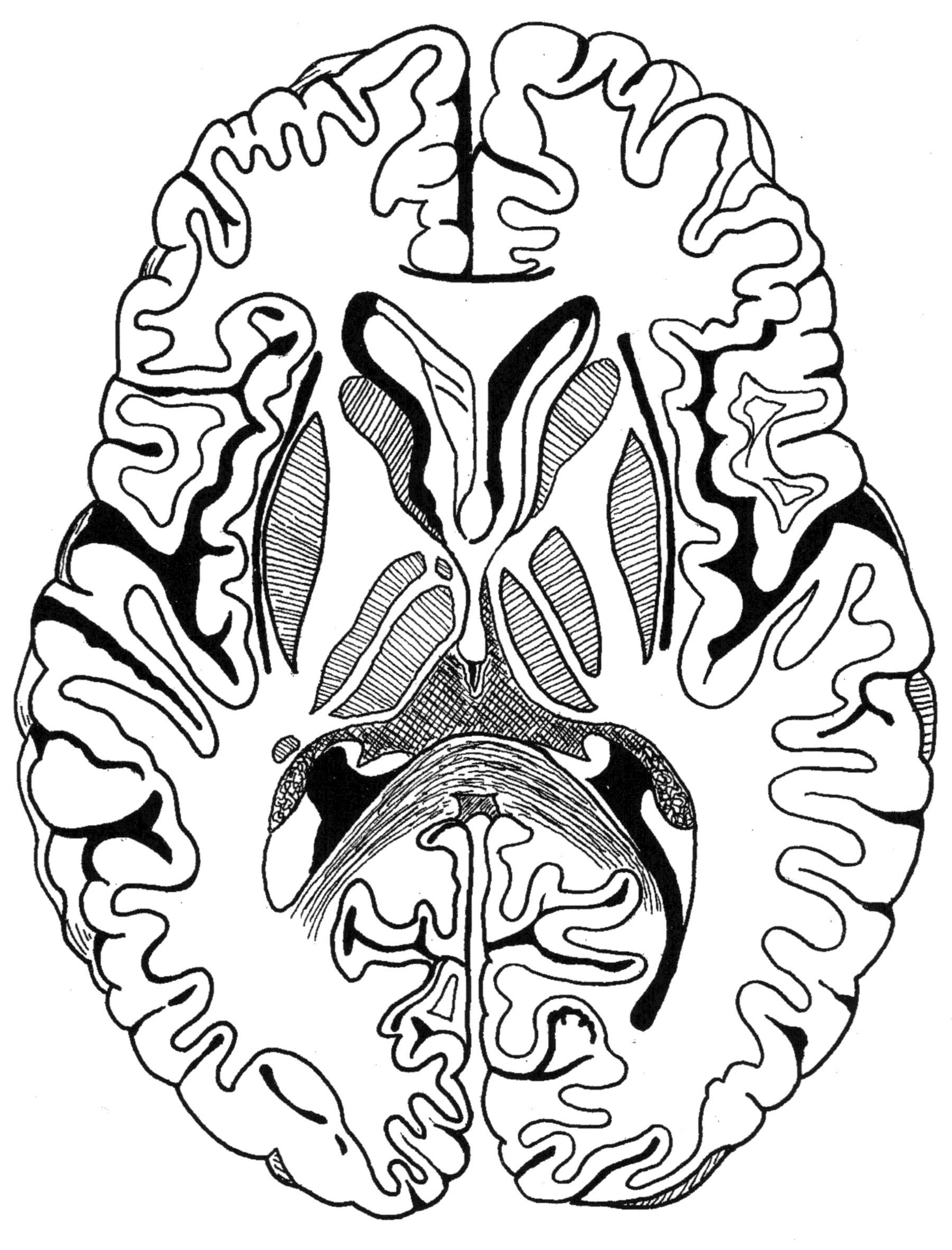

PRINCIPALES ELEMENTOS A RECONOCER Y SEÑALAR EN LAS LÁMINAS

CORTE HORIZONTAL

Cisura interhemisférica	**CÁPSULA INTERNA**
Cisura de Silvio	Brazo anterior
Cuerpo calloso fórceps menor	Brazo posterior
Cuerpo calloso fórceps mayor	Rodilla
Ventrículos laterales	Brazo horizontal
Plexos coroideos	Sublenticular
Septum Pellucidum o Lucidum	Retrolenticular
Fórnix	
Núcleo putamen	**CÁPSULA EXTERNA**
Núcleo caudado (cabeza)	
Núcleo caudado (cola)	**CÁPSULA EXTREMA**
Tálamo	
Corteza insular	
Antemuro	
Tercer ventrículo	
Agujero de Monroe	

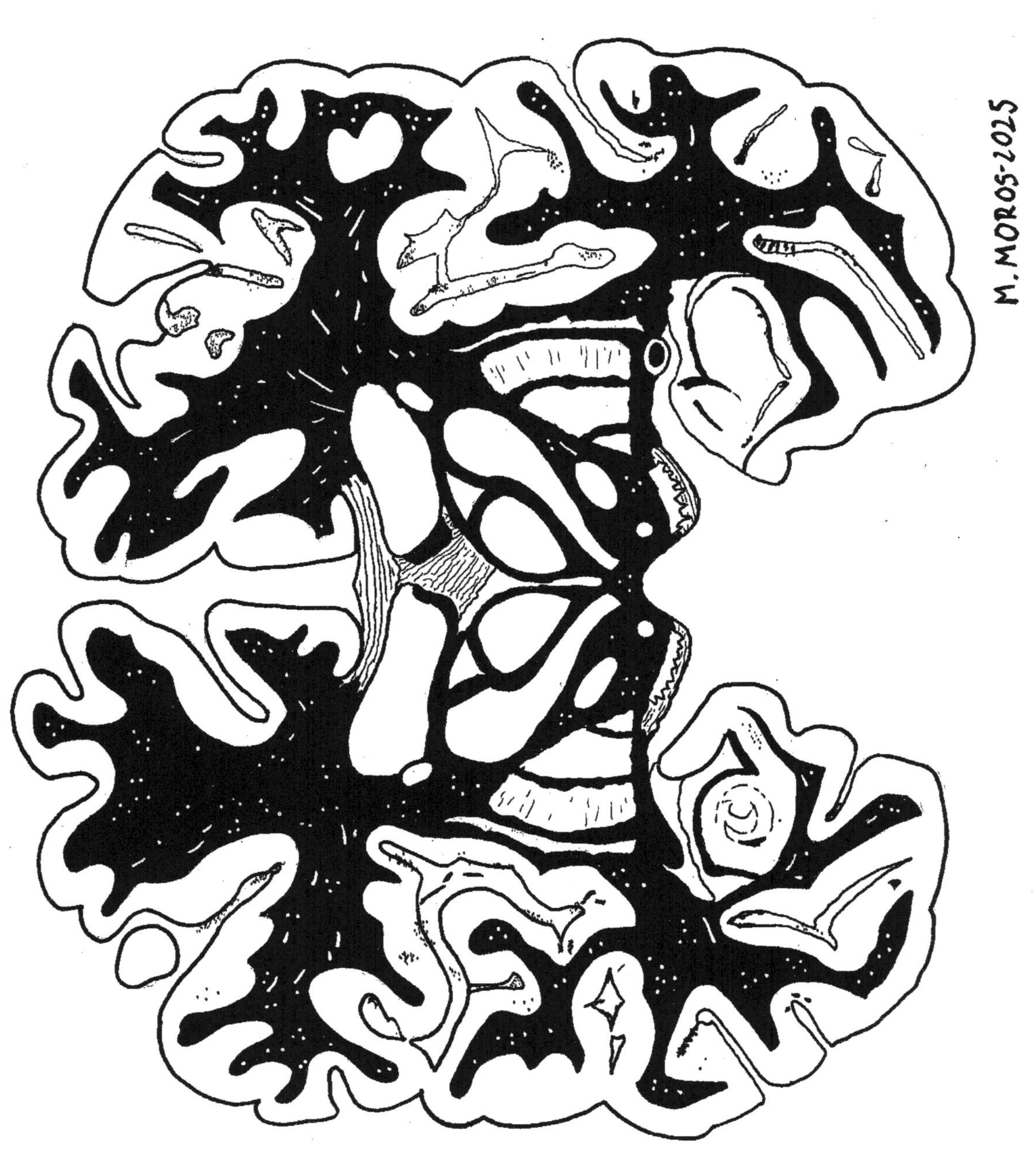

PRINCIPALES ELEMENTOS A RECONOCER Y SEÑALAR EN LAS LÁMINAS

CORTE CORONAL

Cisura interhemisférica

Cuerpo calloso

Ventrículos laterales

Fórnix

Tercer ventrículo

Núcleo putamen

Núcleo caudado

Núcleo pálido

Tálamo

Cisura de Silvio

Corteza insular

Antemuro

Cápsula interna

Cápsula externa

Cápsula extrema

Núcleo rojo

Sustancia negra

Pedúnculo cerebral

Asta de Ammón

Alveus

Giro dentado

Subiculum

Fimbria del fórnix

Área entorrinal

ÍNDICE

AGRADECIMIENTOS

Nuestro más sincero agradecimiento al Dr. Manuel Moros Peña por haber colaborado en la realización de este cuaderno y habernos cedido una muestra de su arte.